Alimentos

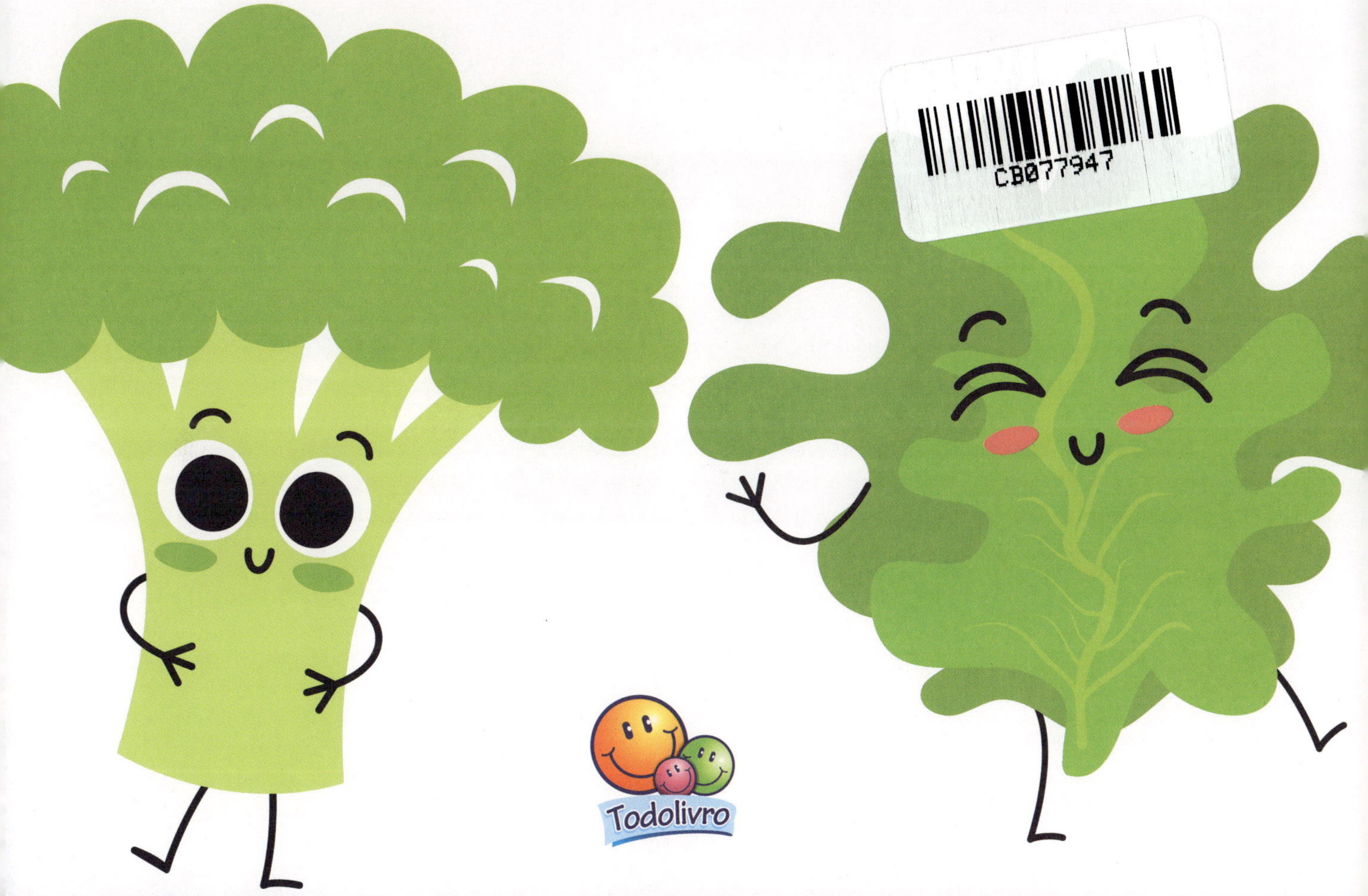

Todolivro

Rodovia Jorge Lacerda, 5086 - Poço Grande
Gaspar - SC | CEP 89115-100

Ilustração:
Shutterstock

Revisão:
Tamara B. G. Altenburg

IMPRESSO NA CHINA
www.todolivro.com.br

Dados Internacionais de Catalogação na Publicação (CIP)
(Câmara Brasileira do Livro, SP, Brasil)

Alimentos : Memória - 2 anos / Todolivro; [Ilustração: Shutterstock].
Gaspar, SC: Todolivro Editora, 2023.
(Todolivro Play; 19)

ISBN 978-65-5617-921-6

1. Literatura infantil 2. Jogos educativos
I. Todolivro. II. Shutterstock. III. Série.

23-146664 CDD-028.5

Índices para catálogo sistemático:

1. Jogos educativos : Literatura infantil 028.5
2. Jogos educativos: Literatura infantojuvenil 028.5

Eliane de Freitas Leite - Bibliotecária - CRB 8/8415

Instruções do jogo: de 1 a 2 jogadores

1. Coloque todas as peças sobre uma mesa, viradas para baixo e, em seguida, embaralhe-as.

2. Um por vez, cada jogador deve virar duas peças e deixar que todos as vejam. Caso as peças sejam correspondentes, o jogador deve recolher para si esse par e jogar outra vez. Se forem peças diferentes, elas devem ser viradas novamente, sendo passada a vez ao jogador seguinte.

Cuidados com as peças:

- Guardar dentro da caixa em local seco e arejado.
- Não expor à alta temperatura.
- Não molhar, dobrar, perfurar, colar ou riscar.
- Evitar atrito excessivo nas bordas para não danificar as camadas do cartão.
- Para limpar, use um pano seco ou levemente úmido apenas nas superfícies.

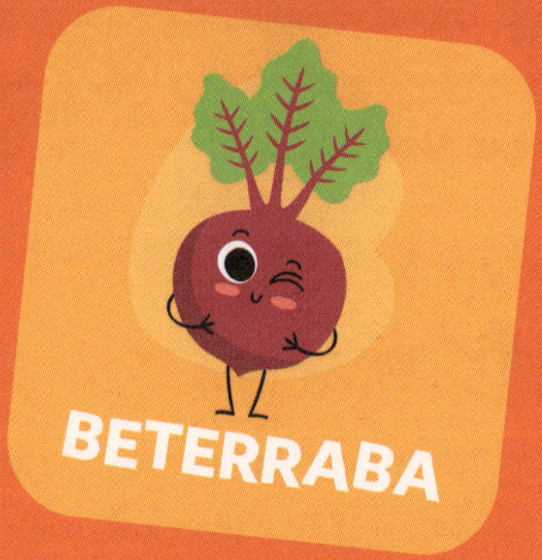

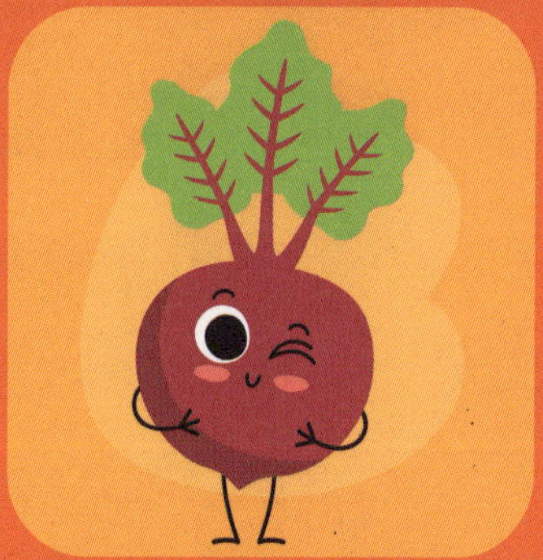

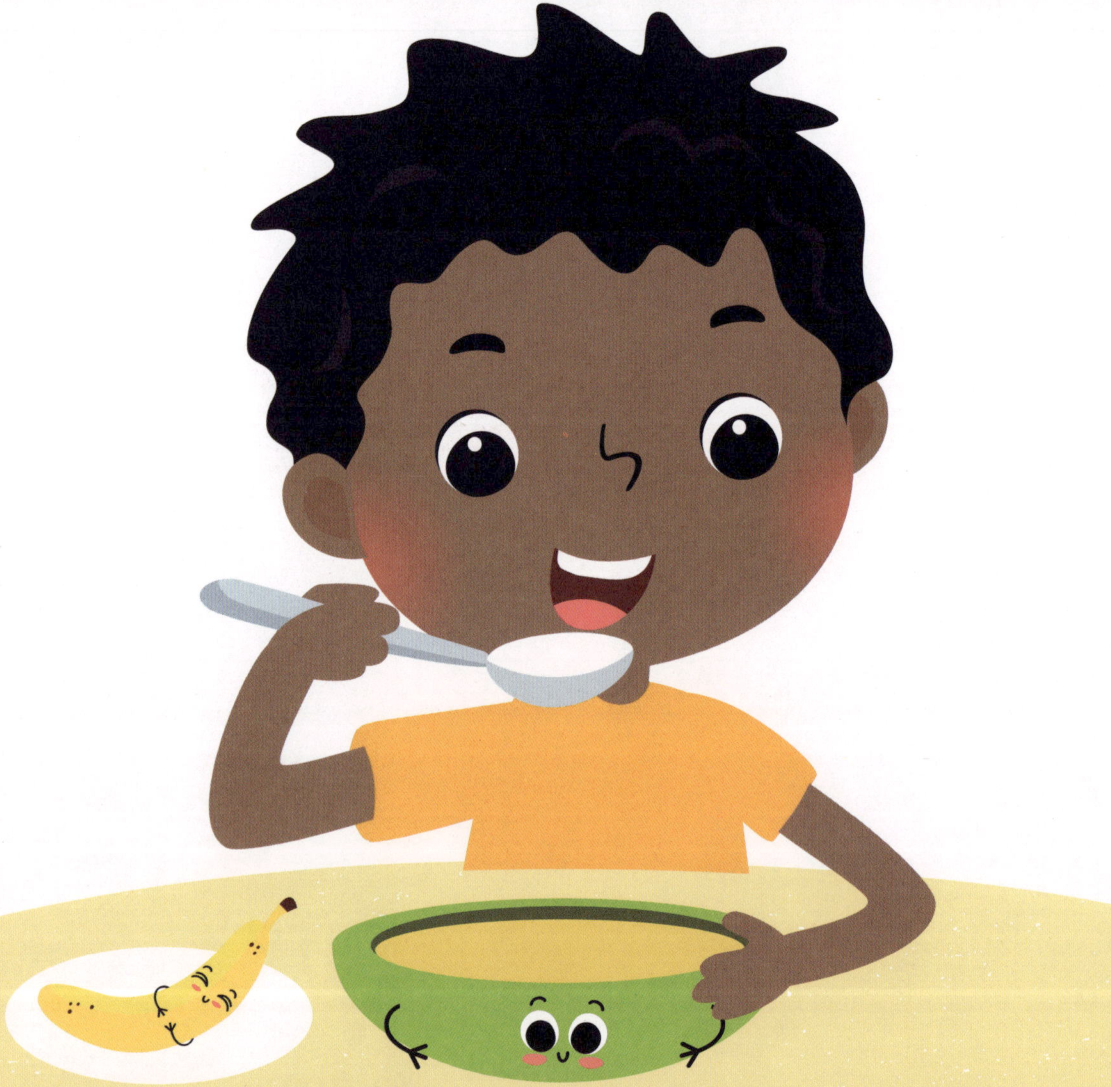

OLHE AS PEÇAS DO SEU JOGO E ESCOLHA UM DOS ALIMENTOS QUE VOCÊ MAIS GOSTA DE COMER NO CAFÉ DA MANHÃ.

O QUE EU COMO NO CAFÉ DA MANHÃ?

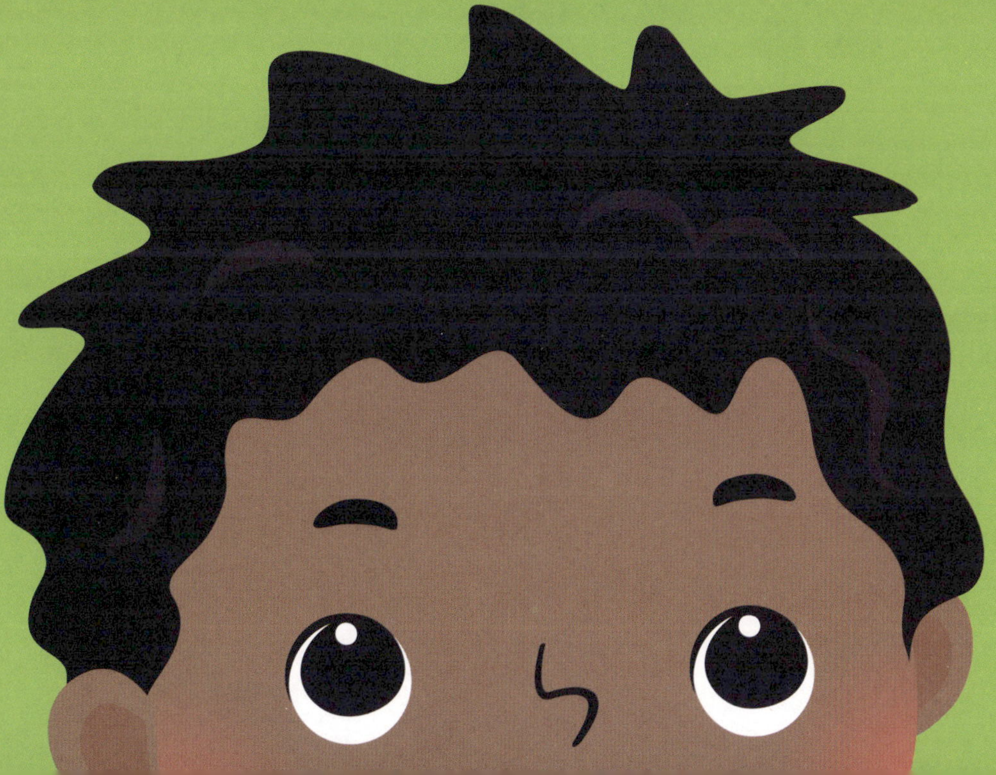

BOLINHO DE CACAU
COM AVEIA

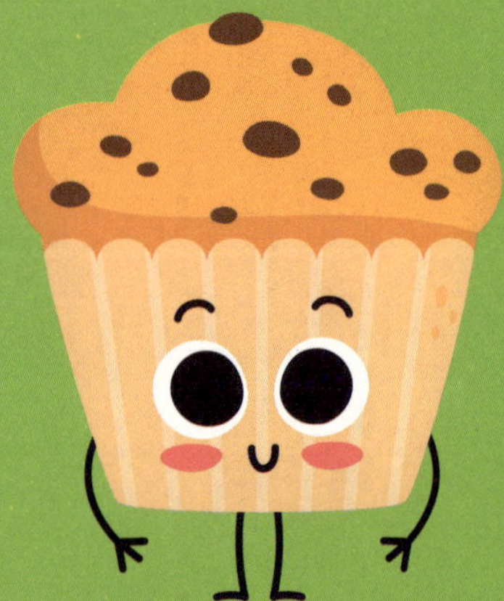

OVOS MEXIDOS

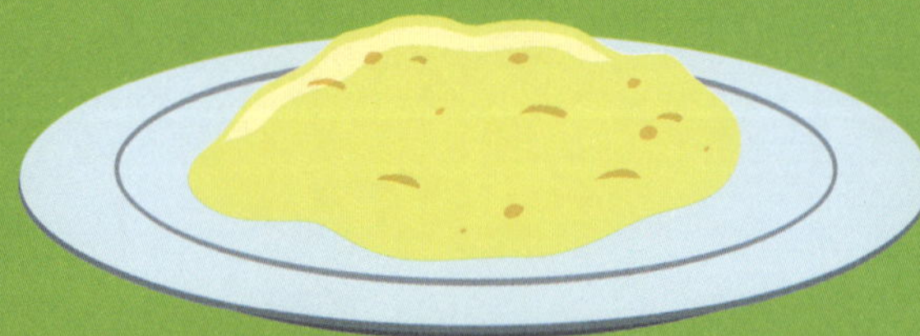

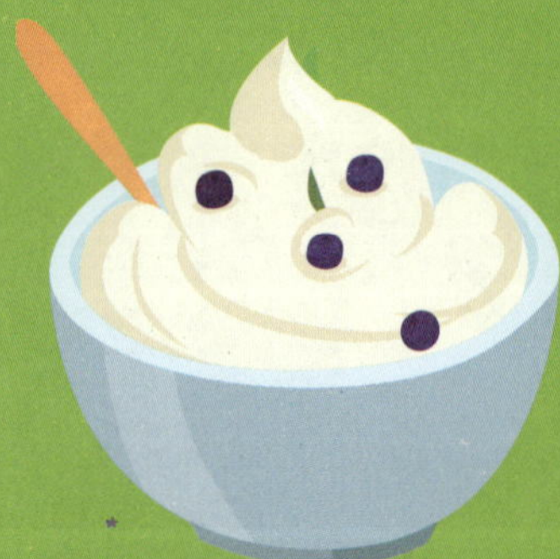

IOGURTE NATURAL

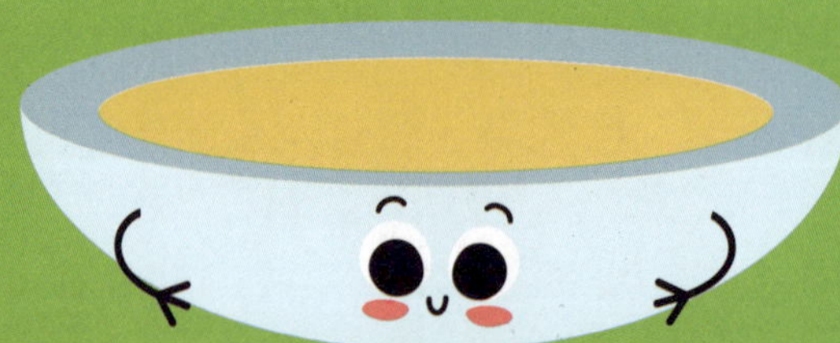

MINGAU DE AVEIA

BANANA

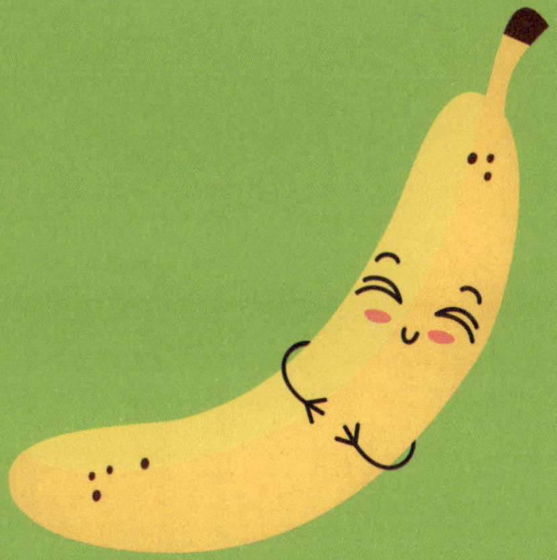

MAÇÃ

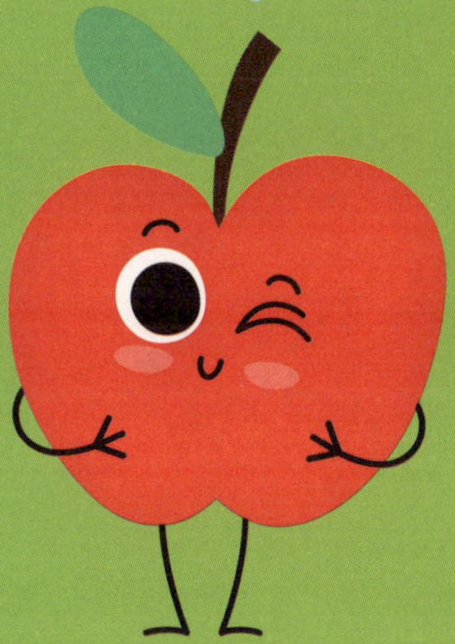

LARANJA

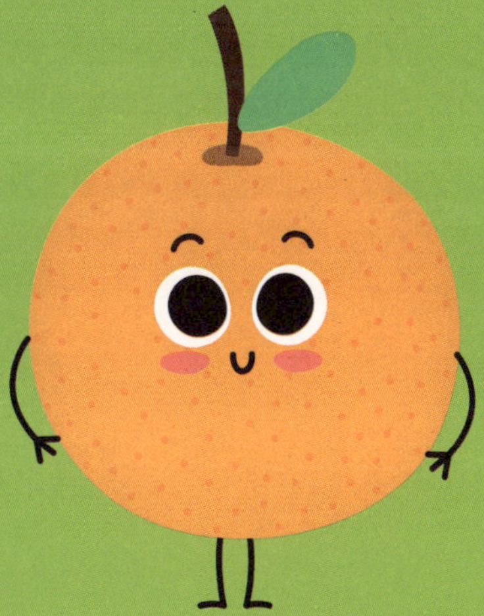

O BENEFÍCIO DAS FRUTAS

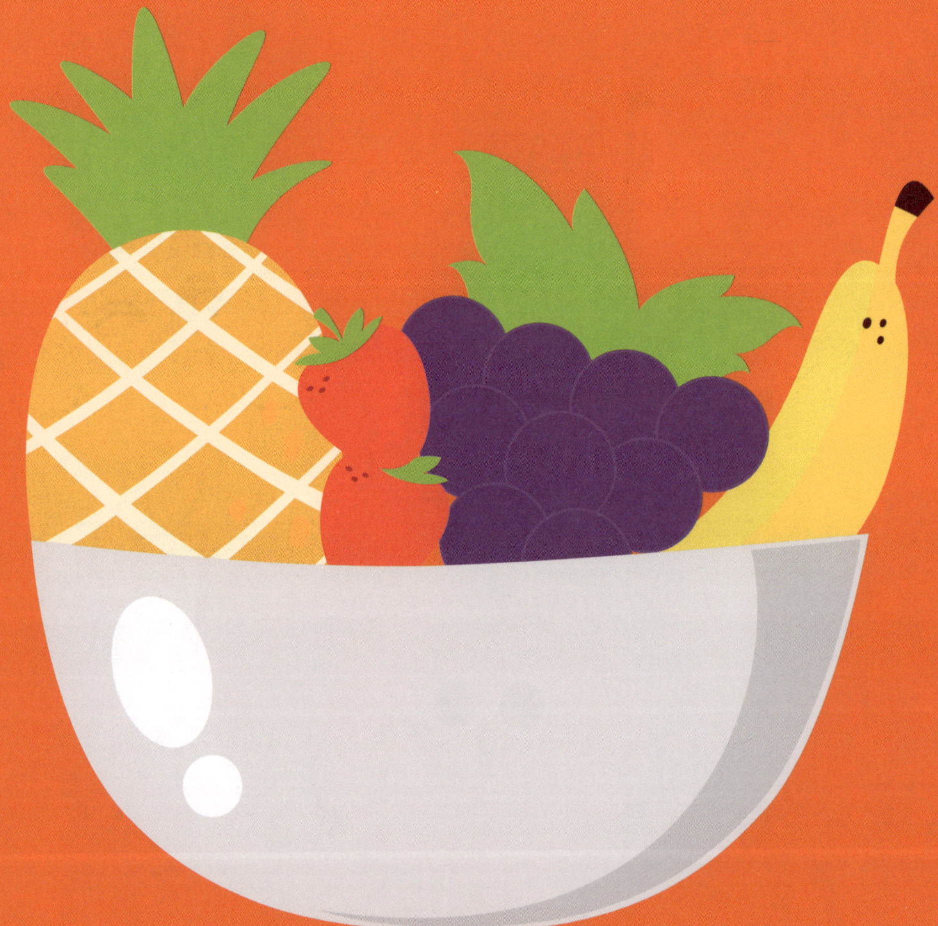

FONTES DE VITAMINAS E SAIS MINERAIS, TODAS AS FRUTAS SÃO ALTAMENTE NUTRITIVAS.

LARANJA: RICA EM FIBRAS, CONTÉM VITAMINA C, QUE FORTALECE A DEFESA DO ORGANISMO, COMBATENDO A TOSSE E O RESFRIADO. A VITAMINA C TAMBÉM AJUDA NA ABSORÇÃO DO FERRO, EVITANDO A ANEMIA, TÃO COMUM NA INFÂNCIA.

MAÇÃ: TEM BOA CONCENTRAÇÃO DE FIBRAS, QUE CONTRIBUEM PARA A REGULARIDADE INTESTINAL. A CASCA É RICA EM VITAMINA C, E A MASTIGAÇÃO DA FRUTA AUXILIA NA PREVENÇÃO DE CÁRIES, POIS SUA TEXTURA E COMPOSIÇÃO AJUDAM NA LIMPEZA DENTAL.

BANANA: É RICA EM VITAMINAS, PRINCIPALMENTE AS DO COMPLEXO B, QUE DÃO ENERGIA. FONTE DE POTÁSSIO, A BANANA AJUDA A PREVENIR CÂIMBRAS QUANDO CONSUMIDA REGULARMENTE.

MAMÃO: TEM EFEITO LAXANTE E CONTÉM UMA ENZIMA CHAMADA PAPAÍNA, QUE TORNA MAIS RÁPIDO O PROCESSO DE CICATRIZAÇÃO DE ÚLCERAS E FERIDAS.

MELANCIA: ASSEGURA UMA BOA HIDRATAÇÃO PARA AS CRIANÇAS PORQUE É CONSTITUÍDA DE MUITA ÁGUA. TEM VITAMINA A, IMPORTANTE PARA O DESENVOLVIMENTO ÓSSEO, E POTÁSSIO.

UVA: FONTE DE CARBOIDRATOS, IMPORTANTE PARA O FORNECIMENTO DE ENERGIA PARA O CORPO. TAMBÉM CONTÉM VITAMINA C, VITAMINAS DO COMPLEXO B E SAIS MINERAIS COMO FERRO, CÁLCIO E POTÁSSIO.

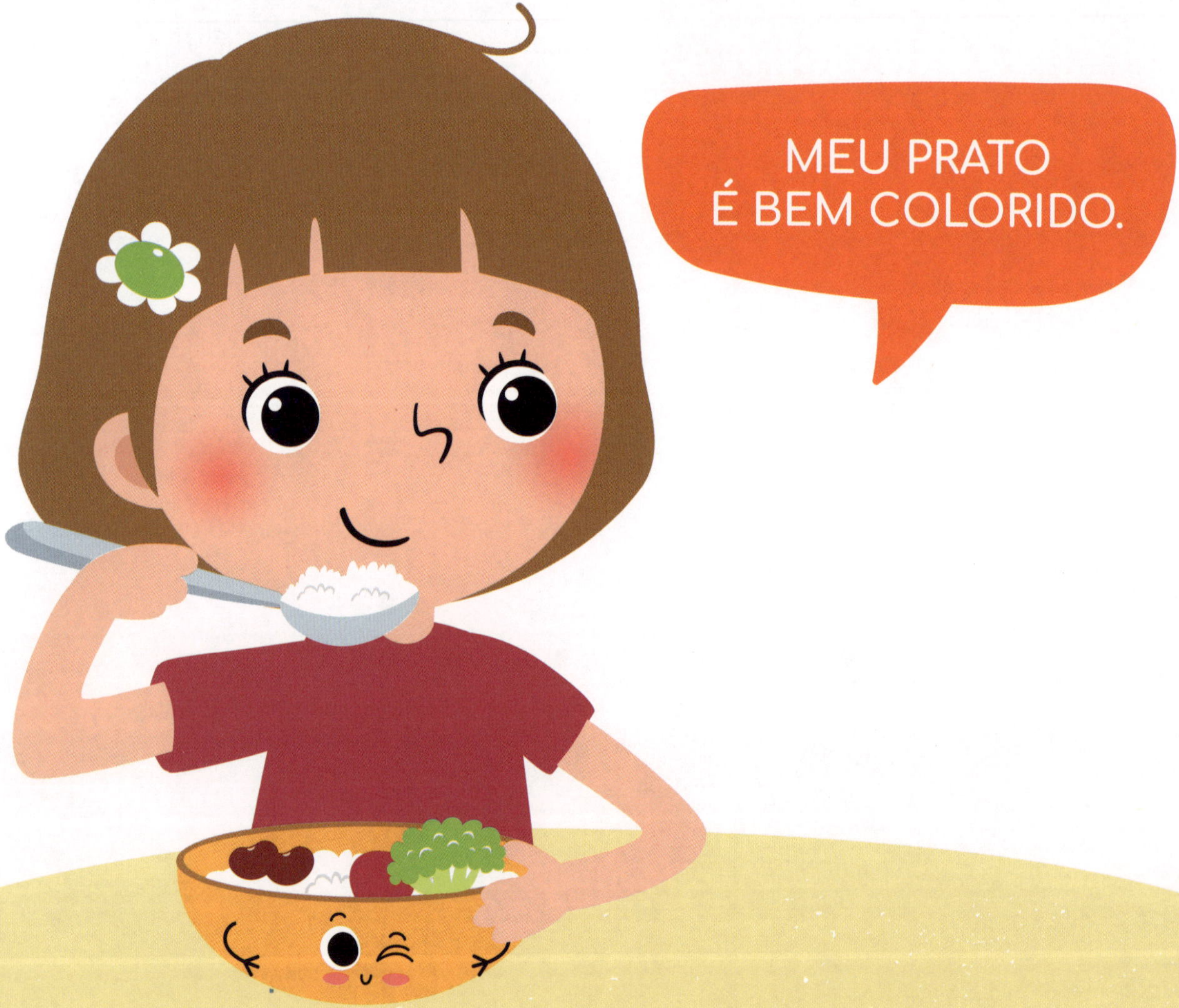

SOU PEQUENINO, MAS MUITO NUTRITIVO E SABOROSO. ESTOU NESTA REFEIÇÃO E TAMBÉM NAS PEÇAS DO SEU JOGO. QUEM SOU EU?

O QUE EU COMO NO ALMOÇO?

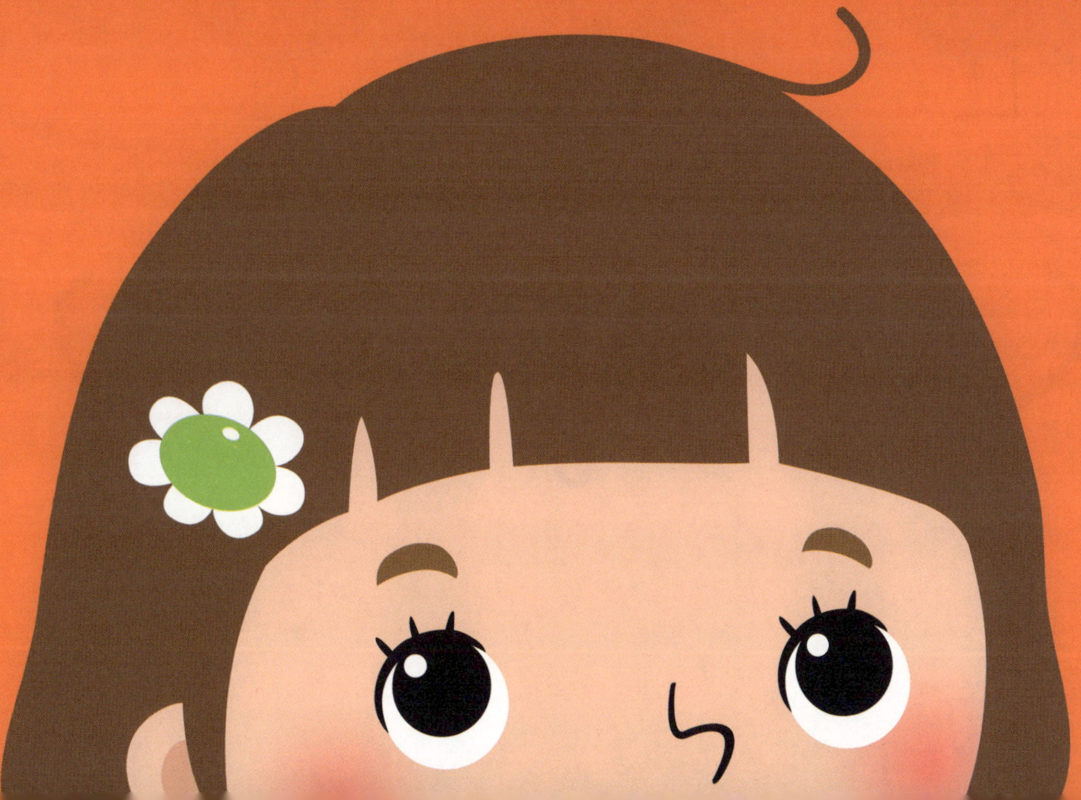

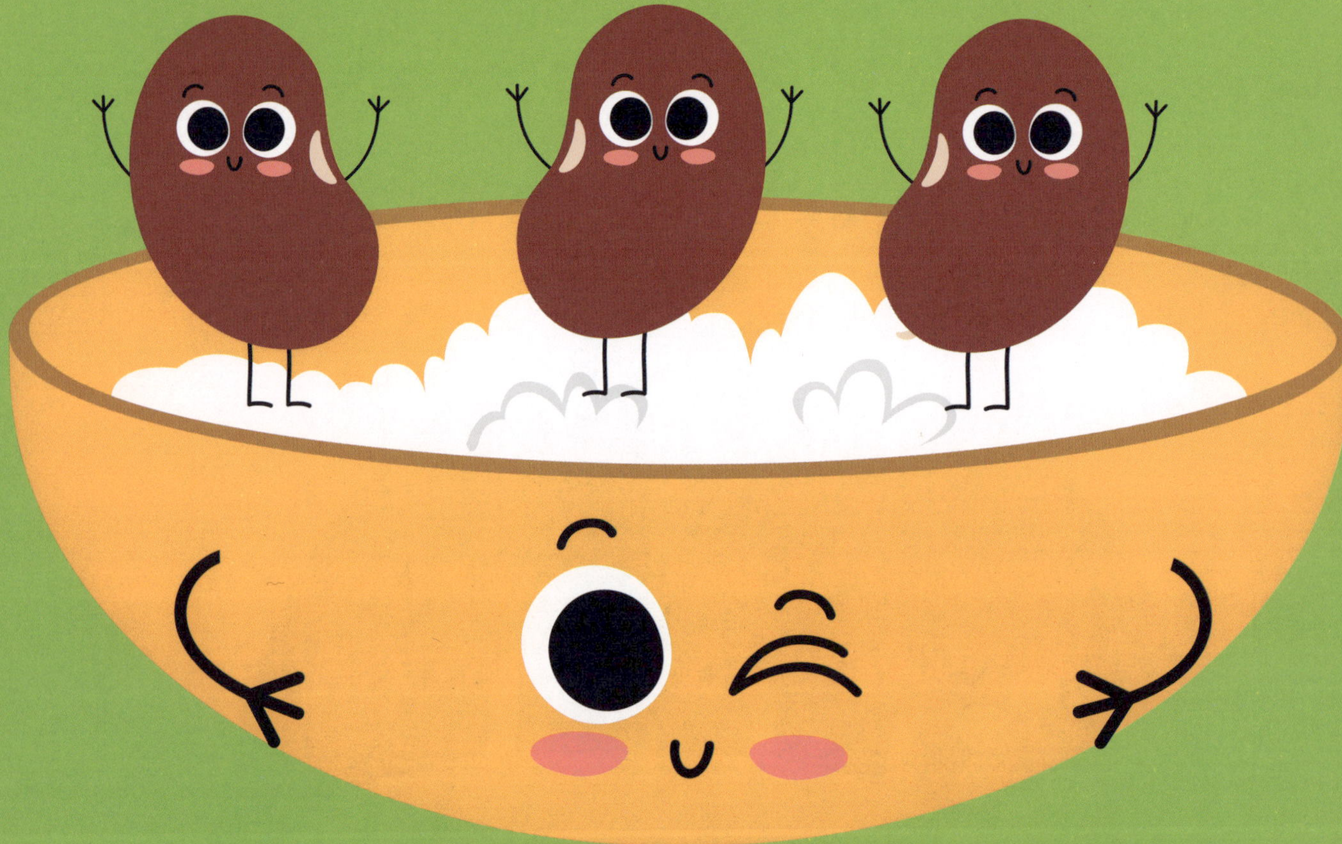

FEIJÃO E ARROZ

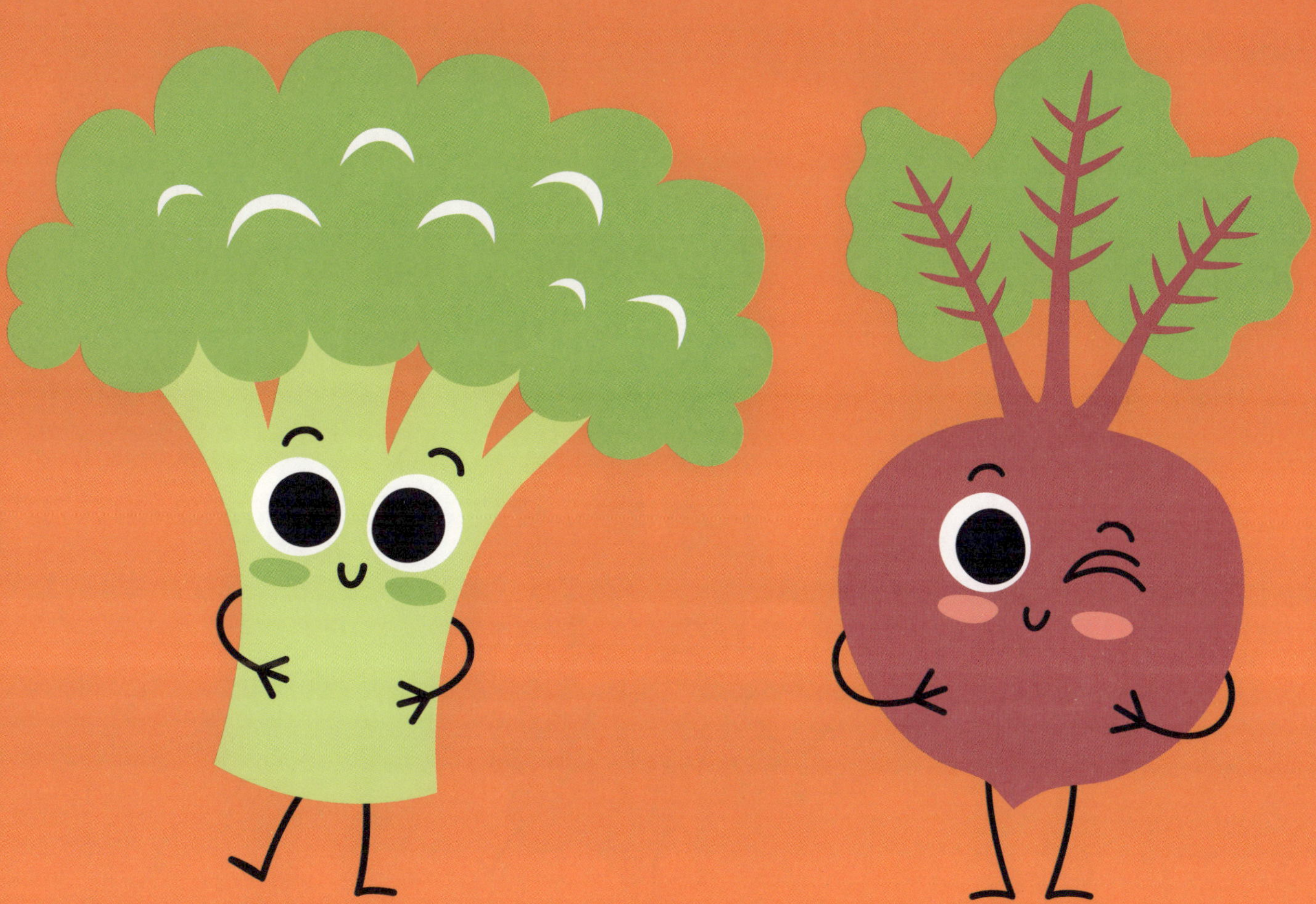

BROCÓLIS E BETERRABA

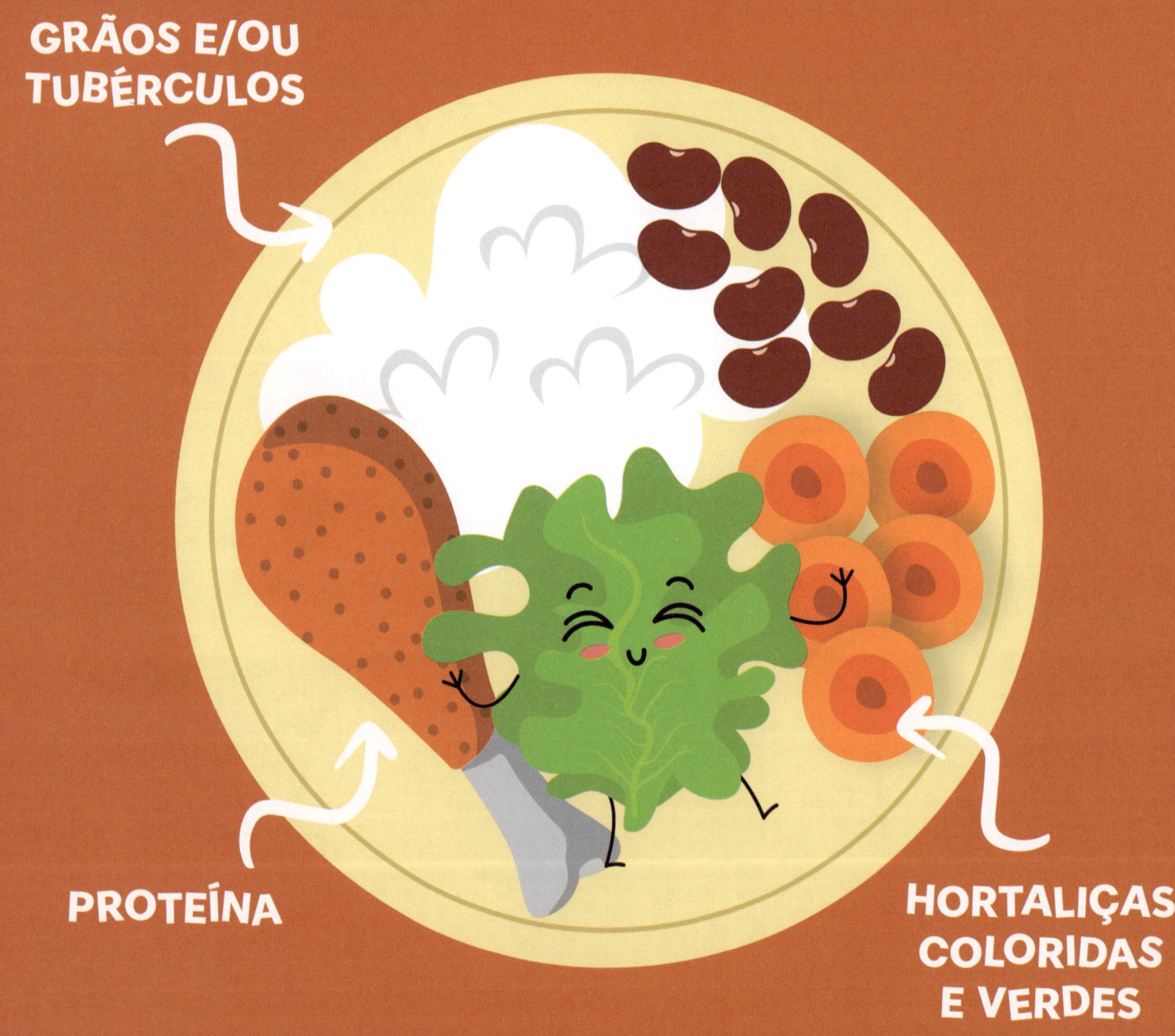
GRÃOS E/OU TUBÉRCULOS
PROTEÍNA
HORTALIÇAS COLORIDAS E VERDES

UMA ALIMENTAÇÃO SAUDÁVEL DEVE SER CONSTITUÍDA POR UMA VARIEDADE DE ALIMENTOS.

GRÃOS: SÃO RICOS EM CARBOIDRATOS, MINERAIS E PROTEÍNAS VEGETAIS E PODEM SER UTILIZADOS COMO SUBSTITUTOS DA PROTEÍNA. ALGUNS EXEMPLOS: FEIJÃO, GRÃO-DE-BICO E LENTILHA.

TUBÉRCULOS: SÃO UMA ÓTIMA FONTE DE CARBOIDRATOS E, EM MENOR GRAU, VITAMINAS, MINERAIS E FIBRAS. ALGUNS EXEMPLOS: MANDIOCA, BATATA E INHAME.

PROTEÍNA: SÃO SUBSTÂNCIAS QUE EXERCEM DIVERSAS FUNÇÕES NO ORGANISMO. SÃO TÃO IMPORTANTES QUE FAZEM PARTE ATÉ DA COMPOSIÇÃO DAS CÉLULAS. ALGUNS EXEMPLOS: OVOS, CARNES VERMELHAS, FRANGO E PEIXES.

HORTALIÇAS: TODOS OS TIPOS DE HORTALIÇAS SÃO ALIMENTOS COM UM ÓTIMO VALOR NUTRICIONAL. ISSO PORQUE POSSUEM MUITAS VITAMINAS E MINERAIS – NUTRIENTES FUNDAMENTAIS PARA O BOM FUNCIONAMENTO DO CORPO. ALGUNS EXEMPLOS: CENOURA, BETERRABA, BRÓCOLIS, ALFACE, COUVE E MILHO.

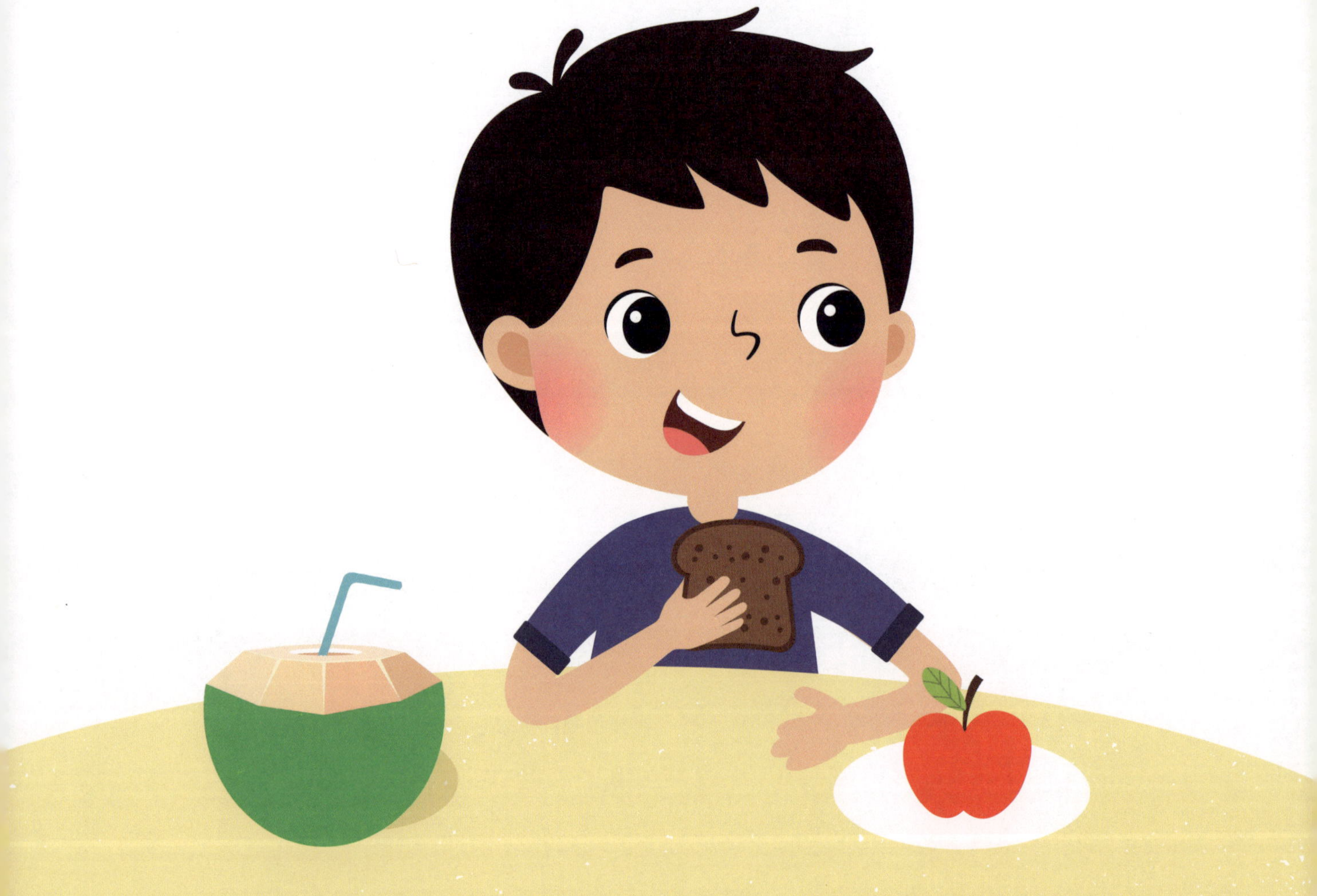

A ÁGUA DE COCO É RICA EM MINERAIS QUE MANTÊM O CORPO HIDRATADO.
ENCONTRE NAS PEÇAS DO JOGO, OUTRO ALIMENTO QUE TEM A MESMA FUNÇÃO.

O QUE EU COMO NO CAFÉ DA TARDE?

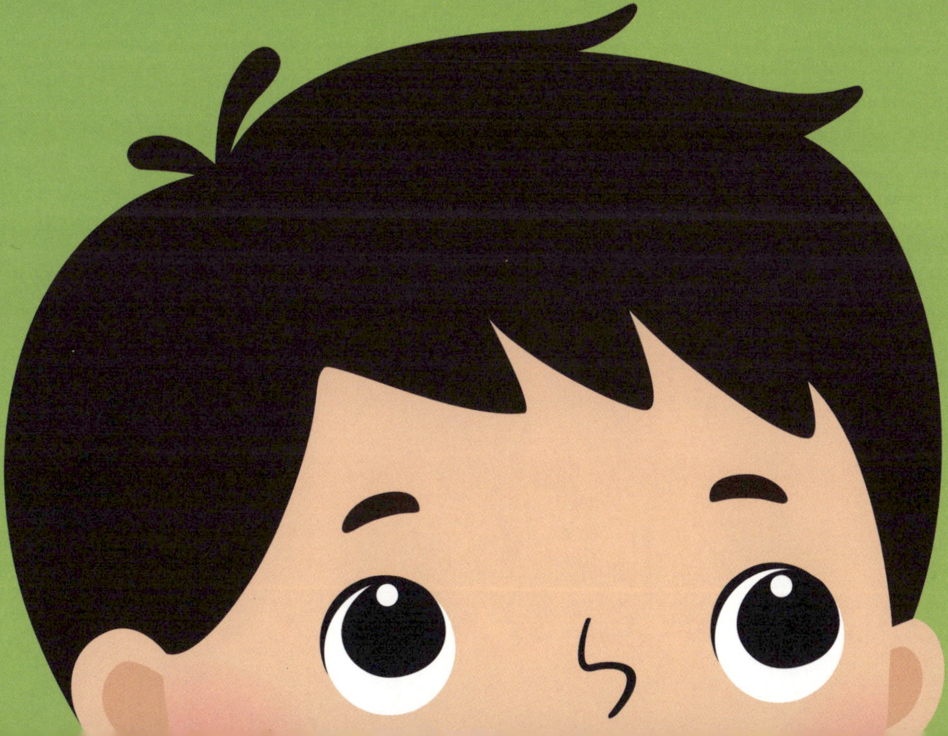

PÃO INTEGRAL

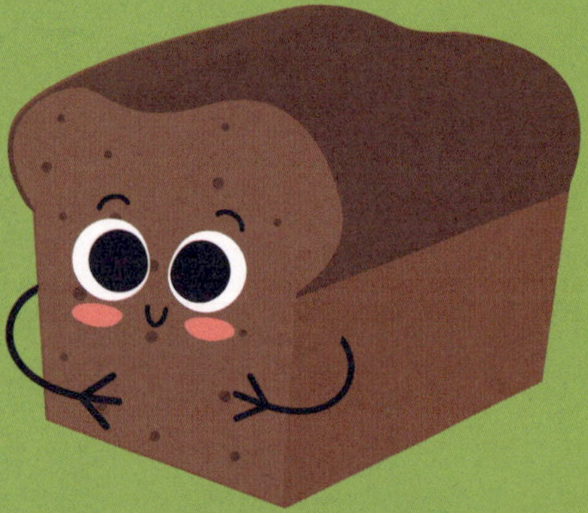

BISCOITO

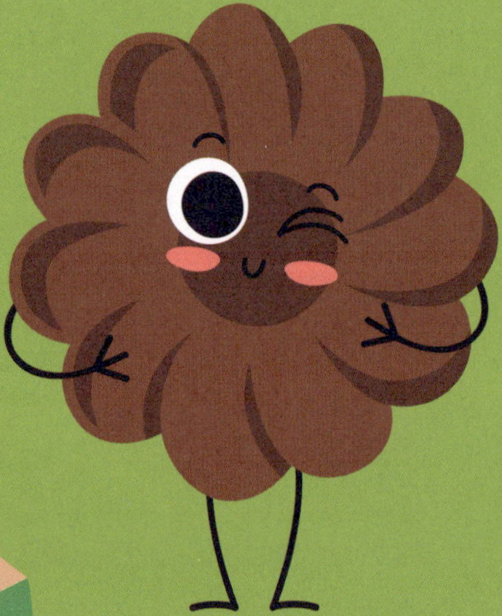

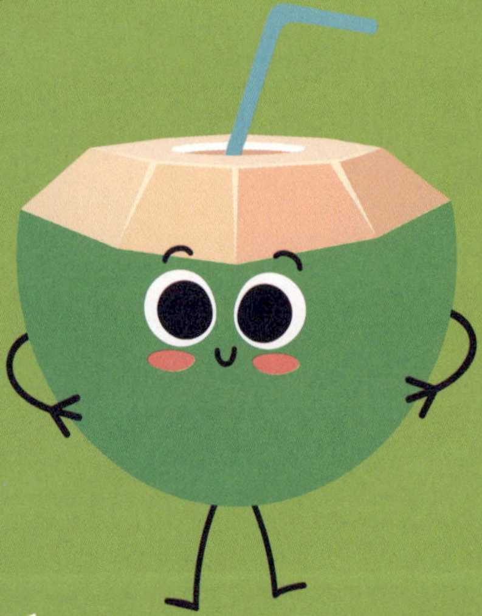

ÁGUA DE COCO

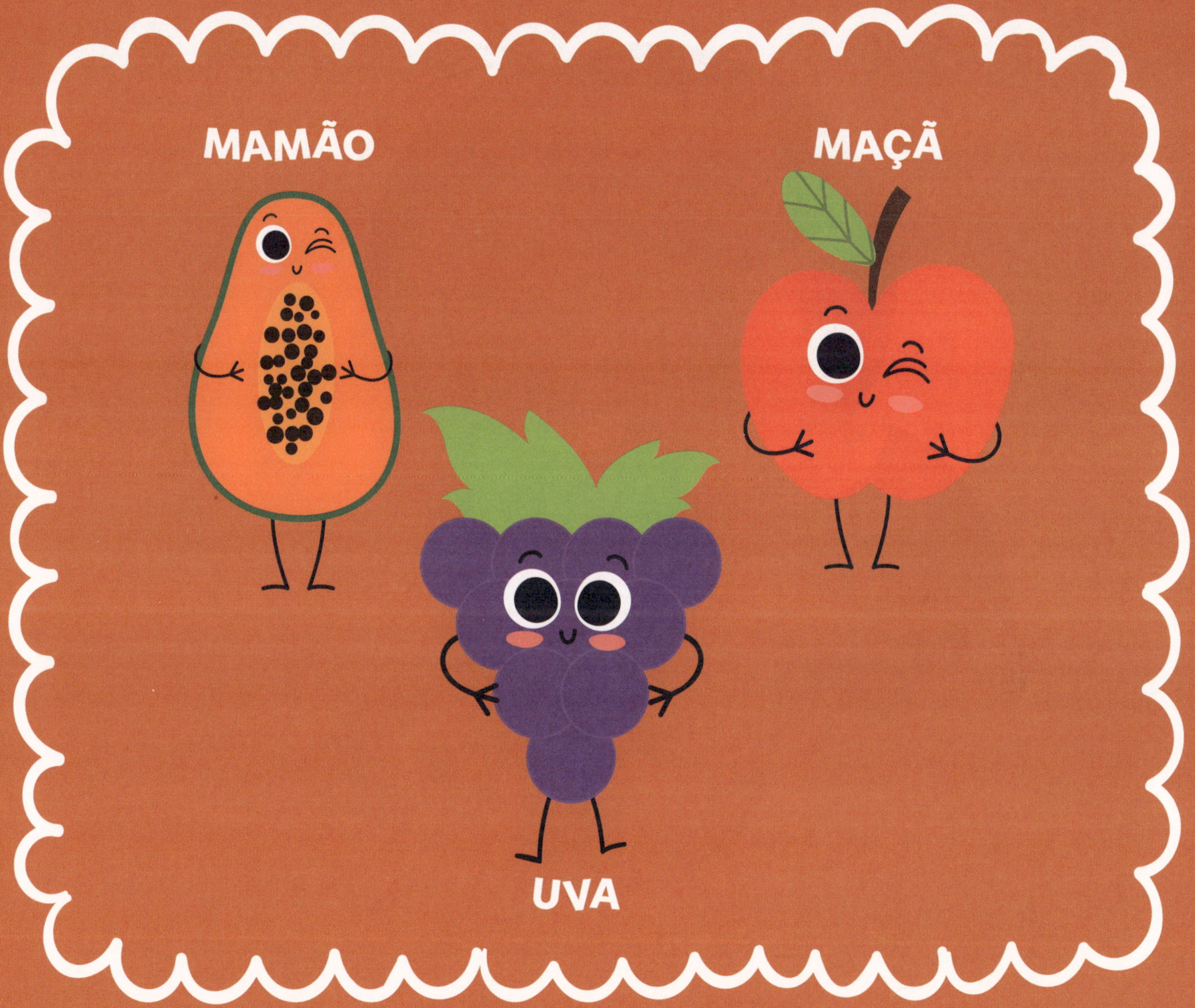
MAMÃO
MAÇÃ
UVA

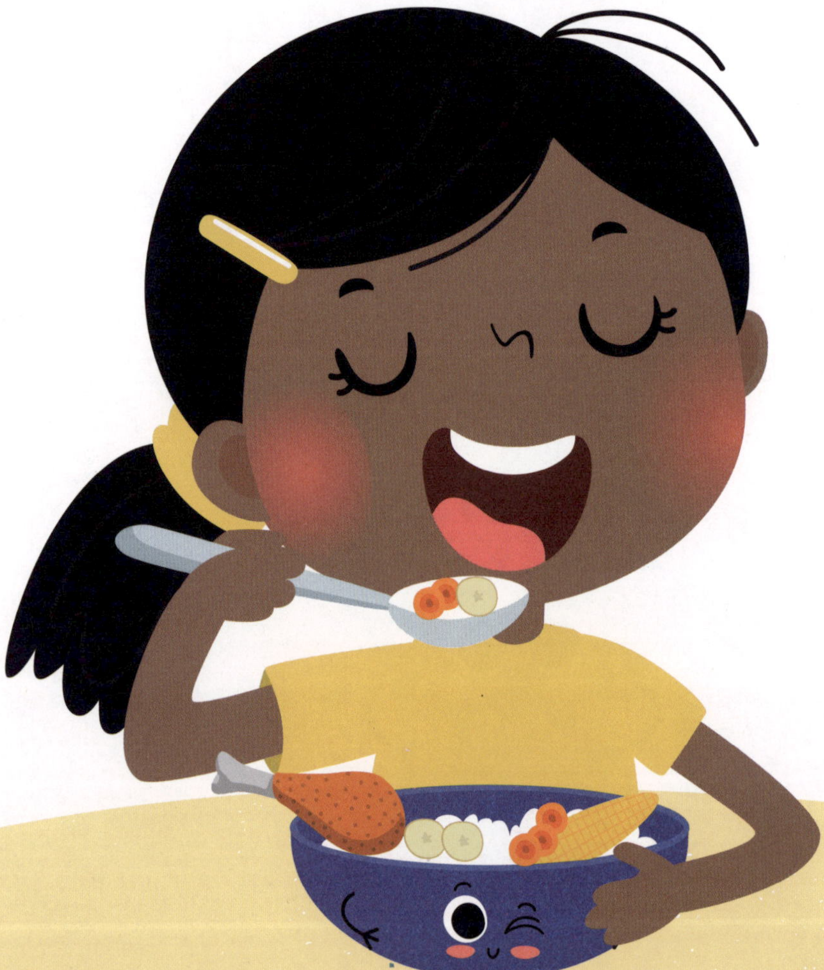

EU CUIDO SEMPRE PARA TER UMA PROTEÍNA GOSTOSA NO MEU PRATO.
HOJE ESCOLHI O FRANGO, MAS HÁ OUTRA PROTEÍNA, DE VALOR NUTRICIONAL INCRÍVEL, QUE VOCÊ PODE ENCONTRAR NAS PEÇAS DO SEU JOGO.
QUAL É O NOME DELA?

O QUE EU COMO NO JANTAR?

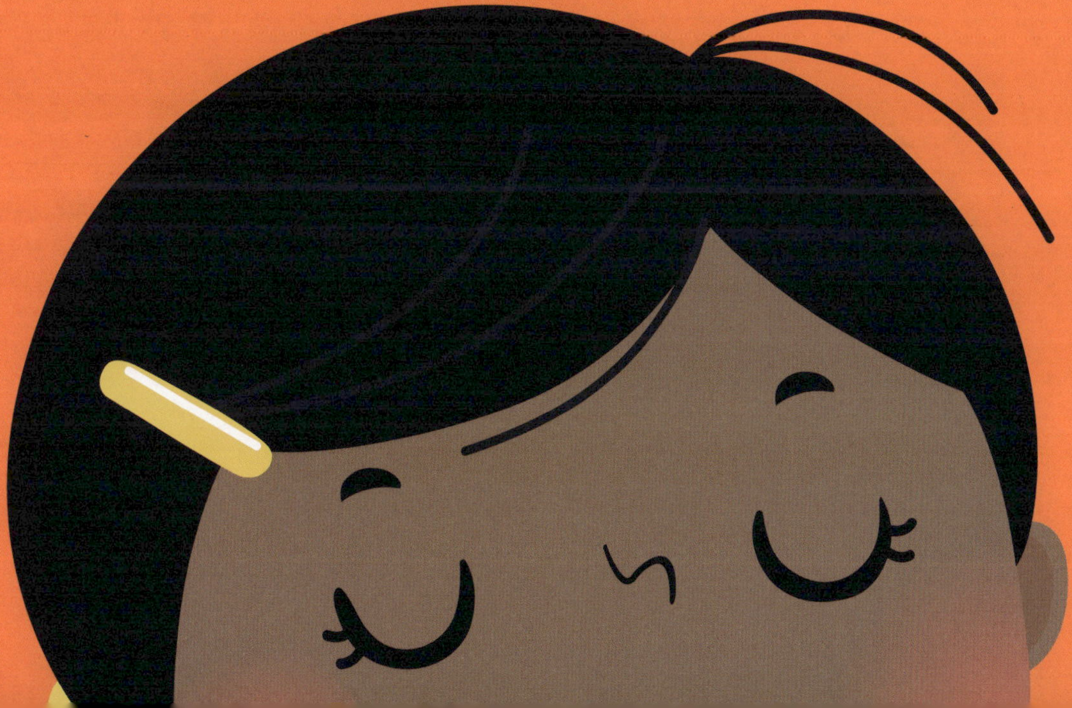

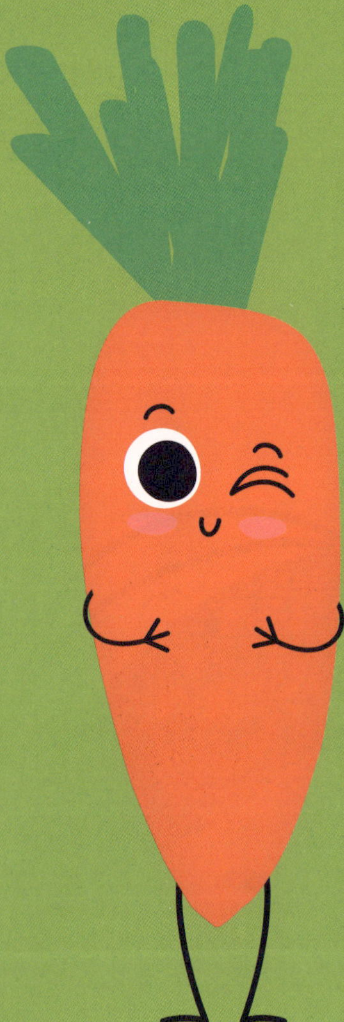

CENOURA

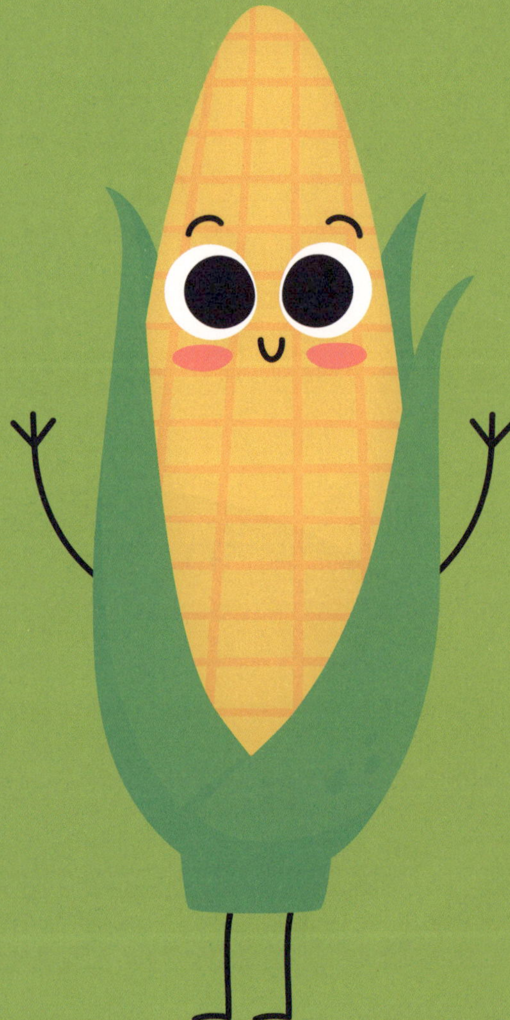

MILHO

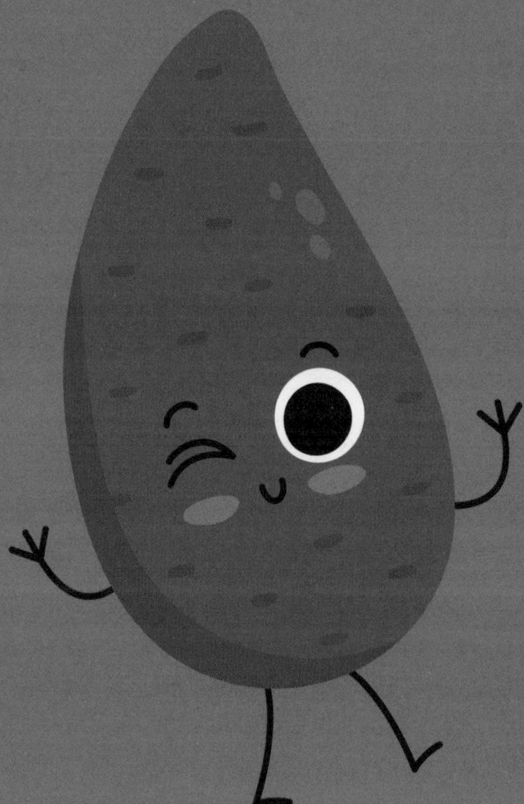

BATATA-DOCE

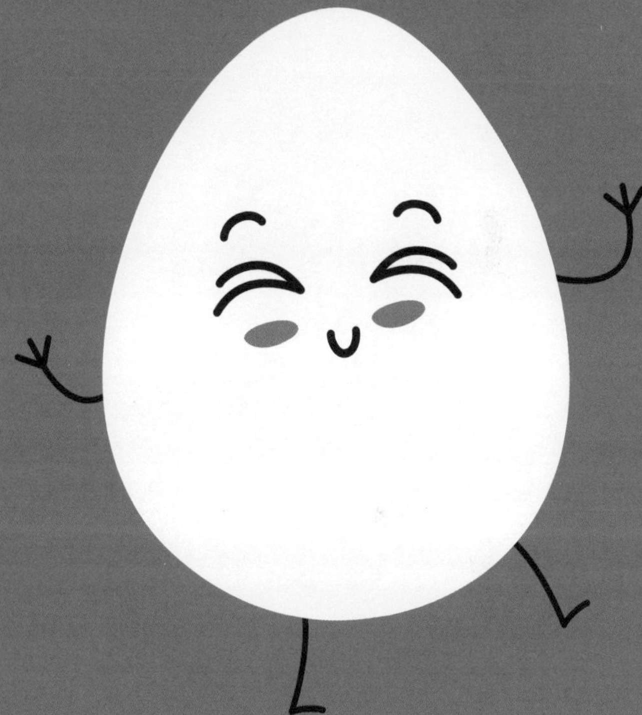

OVO

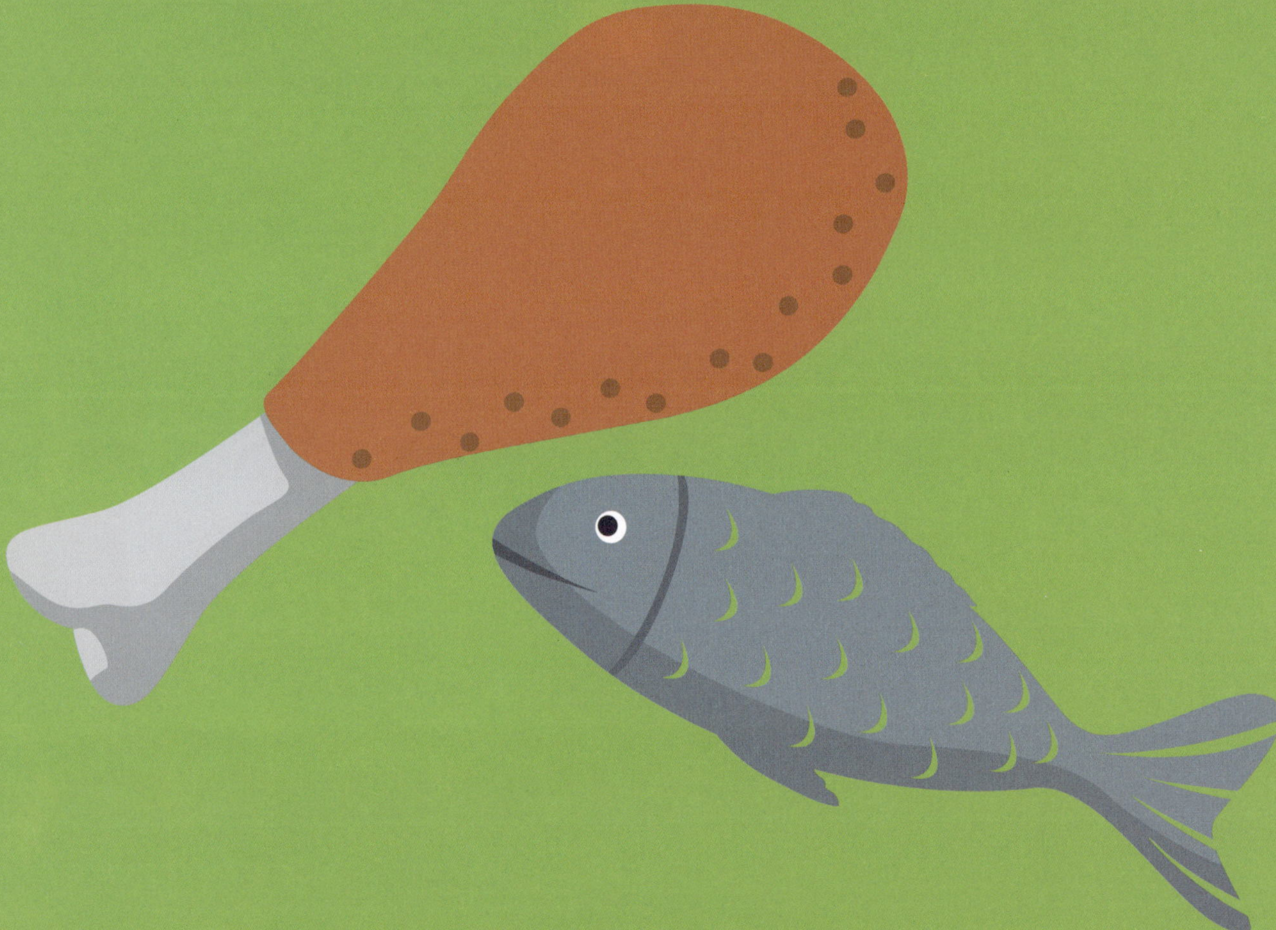

FRANGO E PEIXE